40 Ricette Da Considerare Dopo Aver Smesso Di Fumare:

Controlla Le Voglie Con Un Corretta Alimentazione E Una Dieta Sana

Di

Joe Correa CSN

DIRITTI D'AUTORE

Questa pubblicazione è stata progettata per fornire le informazioni accurate e autorevoli per quanto riguarda l'argomento trattato. Il libro è venduto con la consapevolezza che né l'autore né l'editore si prestano a fornire qualsiasi consulenza medica. Se è necessaria una consulenza medica o l'assistenza, interpellare un medico. Questo libro è da considerare solo come un manuale e non deve essere usato in alcun modo che può risultare dannoso per la salute. Consultare un medico prima di iniziare questo programma nutrizionale per assicurarsi che sia giusto per voi.

RINGRAZIAMENTI

Questo libro è dedicato a miei parenti ed amici che hanno avuto le malattie lievi o gravi, cosi che anche voi potete trovare un modo e una soluzione per fare dei cambiamenti necessari nella vostra vita.

40 Ricette Da Considerare Dopo Aver Smesso Di Fumare:

Controlla Le Voglie Con Un Corretta Alimentazione E Una Dieta Sana

Di

Joe Correa CSN

CONTENUTO

AUTORE

Dopo anni di ricerca, sinceramente credo negli effetti positivi che una corretta alimentazione può avere sul corpo e sulla mente. Nel corso degli anni le mie competenze ed esperienze mi hanno aiutato a vivere nel modo sano, che ho condiviso anche con la famiglia e gli amici. Quanto più sapete sul mangiare e bere sano, tanto prima vorrete cambiare le vostre abitudini alimentari e stile di vita.

La nutrizione è la parte essenziale del vivere più a lungo ed essere più sani, per questo cominciate da subito. Il primo passo è anche quello più importante e significativo.

INTRODUZIONE

40 Ricette Da Considerare Dopo Aver Smesso Di Fumare: Controlla Le Voglie Con Un Corretta Alimentazione E Una Dieta Sana

Di Joe Correa CSN

Una quantità grande di studi sono stati pubblicati su come il fumo influisce sulla nostra salute fisica e mentale. L'ansia, il mal di testa, la fame, e le difficoltà di concentrarsi sono solo alcuni dei sintomi noti.

Prendere la decisione di smettere di fumare è probabilmente la migliore cosa che abbiate fatto, in tutta la vostra vita. Essere consapevoli che fumo può causare danni purtroppo, non è sufficiente per costringerci a prendere questa decisione vitale. La chiave sta nella nostra testa, e quanta forza abbiamo per buttare via ciò che ci sta nuocendo e vivere una vita lunga e sana.

Tuttavia, una questione importante e relativa a questo problema è un mito che abbiamo sentito spesso: "Se smetto di fumare, io probabilmente ingrasserò!" Il problema è che tutti i fumatori sono abituati ad avere qualcosa nelle loro mani e nella bocca, e quando smettono di fumare, si rifugiano nei spuntini malsani per mantenere le loro mani e la bocca occupati. Questa abitudine, naturalmente, porta ad un certo aumento di peso, che è di nuovo legato al fumo.

Voglie di cibo sono all'apice nelle prime settimane dopo aver smesso con il fumo. Questo è un momento cruciale per ingannare il vostro organismo ed eliminare quelle voglie.

Voglie di cibo non sono un mistero. I medici e nutrizionisti concordano sul fatto che il tipo di cibo che si mangia determina la quantità di desiderio di cibo. Cibi sani, integrali, un sacco di frutta, verdure, noci e semi, hanno dimostrato di ridurre il desiderio di cibo. I carboidrati sani, ricchi di fibre e zuccheri naturali di terranno sotto controllo i livelli di glucosio nel sangue e manterranno il vostro appetito sotto controllo.

Questo libro vi offre esattamente questo! Un sacco di ricette sane che sicuramente controlleranno le vostre voglie e manterranno il vostro organismo nell'equilibrio sano. Le ricette come: " Porridge di Orzo " o "Fiocchi d'Avena con l'Uva Passa" sono pieni di fibre preziose e sono il modo perfetto per iniziare una nuova giornata sana e senza fumo.

Ho accostato alcuni ingredienti eccezionalmente nutrienti, combinandoli in un modo gustoso. Una volta che avete provato: " Il Stufato di Manzo con le Olive " o " Stufato d'Agnello del Sud", preparerete queste ricette nei anni a venire. Sono ricette semplici, estremamente sane, e sorprendentemente facili da fare.

Iniziando a preparare queste ricette si è quasi al punto in cui i problemi di salute come alito cattivo, e problemi respiratori saranno le cose del passato. Avete smesso di fumare! E vorrei davvero cogliere l'occasione per gridare " Complimenti! " Tu sei una delle poche persone che ha una forte volontà! Dovresti essere fiero di te stesso! Il mio libro è qui per aiutarvi a migliorare la vostra salute generale e dare al vostro corpo il modo più semplice per superare le voglie.

40 RICETTE DA CONSIDERARE DOPO AVER SMESSO DI FUMARE: CONTROLLA LE VOGLIE CON UN CORRETTA ALIMENTAZIONE E UNA DIETA SANA

1. Avocado Cremoso con i Semi di Lino e Avena

Ingredienti:

½ avocado, pelato

1 grande kiwi, pelato e affettato

2 tazze di latte scremato

½ tazza di fiocchi d'avena

1 cucchiaio di semi di lino

Preparazione:

Porre l'avena in un piatto da portata. Aggiungere una tazza di latte e mettere da parte in ammollo per una decina di minuti.

Nel frattempo, mettere i kiwi, l'avocado e il latte in più, in un robot da cucina. Mischiare brevemente per amalgamare.

Trasferire in un piatto e mescolare bene per unire con l'avena. Cospargere con i semi di lino e servire.

Questa ricetta è anche una grande alternativa per mettere l'avena ammollo durante la notte. Preparare la sera prima e durante la notte posare nel frigorifero. Servire freddo.

Informazioni nutrizionali per porzione: Kcal: 420, Proteine: 13.5g, Carboidrati: 64.2g, Grassi: 21.5g

2.   Porridge di Orzo

Ingredienti:

½ tazza di orzo, cotto

1 tazza di latte di mandorla

1 cucchiaio di miele

una manciata di datteri freschi tritati finemente

1 cucchiaio di succo di limone fresco

1 cucchiaio di mandorle, tritate finemente

Preparazione:

Mettere a bagno durante la notte l'orzo. Scolare e deporre in una pentola profonda. Aggiungere circa due tazze d'acqua e portare ad ebollizione. Cuocere per circa 15 minuti sul fuoco medio. Togliere dal fuoco, scolare e raffreddare.

Trasferire in un robot da cucina. Aggiungere dei datteri freschi ed incorporare bene.

Mettere in un piatto da portata, aggiungere il latte di mandorla, un cucchiaio di succo di limone, e cospargere con le mandorle tritate finemente. Mescolare con un cucchiaio di miele e servire.

Informazioni nutrizionali per porzione: Kcal: 172, Proteine: 15,5 g, Carboidrati: 48.8g, Grassi: 1,2 g

3. Yogurt Greco e Mirtilli Rossi

Ingredienti:

1 ½ tazza di yogurt greco

1 banana grande

¼ di tazza di mirtilli rossi

1 cucchiaino di zucchero vanigliato

1 cucchiaio di miele

Preparazione:

Sbucciare e tritare grossolanamente la banana. Schiacciatela bene con una forchetta e trasferire in un robot da cucina. Aggiungere lo yogurt greco, lo zucchero vanigliato ed il miele. Mischiare bene per incorporare e versare in una ciotola.

Aggiungere dei mirtilli e servire.

Informazioni nutrizionali per porzione: Kcal: 199, Proteine: 17g, Carboidrati: 31.2g, Grassi: 8,6 g

4.   4. Fiocchi d'Avena con le Mele Verdi e L'Uva Passa

Ingredienti:

4 cucchiai di fiocchi d'avena

1 cucchiaio di uva passa

1 tazza di latte scremato

1 piccola mela verde, pelata e tagliuzzata

1 cucchiaio di miele

Preparazione:

In una ciotola di medie dimensioni, unire i fiocchi d'avena con il latte. Aggiungere il miele mescolare bene e mettere durante la notte nel frigorifero.

Inserire un cucchiaio di uvetta e ricoprire con la mela tagliuzzata prima di servire.

È possibile aggiungere circa ½ cucchiaino di cannella, ma questo dipende dal vostro gusto personale.

Informazioni nutrizionali per porzione: Kcal: 322, Proteine: 7.3g, Carboidrati: 60.6g, Grassi: 8.1g

5. Matcha e Banana Pudding

Ingredienti:

2 grandi banane, pelate e tagliuzzate

1 ½ cucchiaino di Matcha

1 tazza di yogurt greco (può essere sostituito con lo yogurt di latte di mandorla)

2 cucchiai di miele

2 cucchiai di succo di limone appena spremuto

Preparazione:

Unire tutti gli ingredienti in un frullatore e mescolare per 30 secondi.

Mettere il frullato in una ciotola e conservare nel frigo per una notte.

Servire freddo.

Informazioni nutrizionali per porzione: Kcal: 195, Proteine: 3.6g, Carboidrati: 39.5g, Grassi: 3.6g

6.   Orzo Caldo con le Fragole

Ingredienti:

1 tazza di orzo (a cottura rapida)

3 tazze di latte scremato

1 cucchiaio di semi di lino macinati

¼ di cucchiaino di sale

¼ di tazza di marmellata di fragole

4-5 fragole fresche tagliate a fette

1 cucchiaio di mandorle tritate

Preparazione:

In una grande casseruola, mescolate insieme l'orzo a cottura rapida, latte scremato, un cucchiaio di semi di lino macinati e sale. Portare ad ebollizione e ridurre il fuoco. Fate bollire per dieci minuti. Togliere dal fuoco e mettere in fresco a raffreddare per un po'.

Mescolare con la marmellata di fragole e aggiungere le mandorle. Cospargere con le fragole fresche e servite.

Informazioni nutrizionali per porzione: Kcal: 122, Proteine: 2.5g, Carboidrati: 26.7g, Grassi: 1,8 g

7. Zucchine Cremose al Forno insaporite con il Timo

Ingredienti:

1 zucchina di medie dimensioni, tagliata a fette spesse un paio di centimetri

2 grossi pomodori, tagliati a fette spesse 2 cm

1 grande peperone rosso, tagliato a fette di circa 2 cm

5 cucchiai di yogurt greco

1 spicchio d'aglio, schiacciato

1 cucchiaino di timo essiccato

3 uova intere

3 cucchiai di latte intero

1 ½ cucchiaio di parmigiano grattugiato

½ cucchiaino di sale

¼ cucchiaino di pepe

3 cucchiai di olio d'oliva

Preparazione:

Preriscaldare il forno a 180 gradi.

Ungere una casseruola (circa 22x30cm) con dell'olio d'oliva e mettere da parte.

In una piccola ciotola, incorporare insieme lo yogurt greco, l'aglio schiacciato e parmigiano.

In un'altra ciotola, sbattere insieme le uova, il latte e timo.

Ora mettere le zucchine in una casseruola facendo il primo strato. Fate un altro strato con i pomodori, e finire con il peperone rosso. Distribuire la miscela di yogurt greco sopra e cuocere per circa 30 minuti.

Togliere dal forno e stendere delicatamente le uova con un pennello da cucina.

Mettere in forno per altri 3 minuti e servire.

Informazioni nutrizionali per porzione: Kcal: 150, Proteine: 7.9g, Carboidrati: 7.3g, Grassi: 12.2g

8.   Risotto di Cozze e Rosmarino

Ingredienti:

1 tazza di riso

200g di cozze

1 piccola cipolla, tritata finemente

1 spicchio d'aglio, schiacciato

1 cucchiaio di rosmarino secco, tritato finemente

¼ di tazza di capperi sotto sale

1 cucchiaino di peperoncino, macinato

½ cucchiaino di sale

3 cucchiai di olio d'oliva

4 acciughe sotto sale

Preparazione:

Mettere il riso in una pentola profonda. Aggiungere tre tazze d'acqua e portare ad ebollizione. Cuocere per 15 minuti, mescolando di tanto in tanto.

Scaldare l'olio d'oliva sul fuoco medio. Aggiungere la cipolla tritata finemente e l'aglio. Rosolare in padella finché diventi traslucido. A questo punto aggiungere le cozze, il rosmarino, il peperoncino e sale. Continuare a cuocere da 7 a 10 minuti. Togliere dal fuoco ed incorporare bene con il riso.

Aggiungere i capperi dissalati e le acciughe mescolando bene.

Servire!

Informazioni nutrizionali per porzione: Kcal: 187 Proteine: 4g, Carboidrati: 39g, Grassi: 17g

9.   Couscous Freddo al Pomodoro

Ingredienti:

140g di couscous

3 cucchiai di salsa di pomodoro

3 cucchiai di succo di limone

1 cipolla di piccole dimensioni, tritata

1 tazza di brodo vegetale

½ cetriolo di piccole dimensioni, tagliato a fette

½ carota di piccole dimensioni, tagliata a fette

¼ cucchiaino di peperoncino macinato

¼ di cucchiaino di sale

¼ cucchiaino di pepe nero

3 cucchiai di olio d'oliva

½ tazza di prezzemolo fresco, tritato

Preparazione:

In primo luogo, versate il couscous in una ciotola capiente. Fate bollire il brodo vegetale e pian pianino aggiungerlo al couscous mescolando continuamente. Lasciare per circa

10 minuti finché il couscous non assorbe tutto il liquido. Coprire con un coperchio e mettere da parte. Mescolare di tanto in tanto per accelerare il processo di assorbimento e rompere i grumi che si formano con una forchetta.

Nel frattempo, scaldare l'olio d'oliva in una padella e aggiungere la salsa di pomodoro. Unire la cipolla tritata e mescolare finché diventa traslucida. Mettere da parte e lasciar raffreddare per qualche minuto.

Aggiungere la salsa di pomodoro con l'olio al cuscus e mescolare bene. A questo punto aggiungere il succo di limone, il prezzemolo tritato, peperoncino in polvere, sale e pepe e dargli una grande mescolata finale.

Servire con le fette di cetriolo, le carote, e prezzemolo.

Informazioni nutrizionali per porzione: Kcal: 261, Proteine: 8.2g, Carboidrati: 38.8g, Grassi: 7.4g

10. Stufato di Manzo e Melanzane

Ingredienti:

200g di carne di manzo magra, tagliata in pezzi della grandezza di un boccone

1 melanzana, affettata

1 cipolla di medie dimensioni, pelata e tritata

2 pomodori grandi, tagliuzzati grossolanamente

1 grossa patata, tagliuzzata

215 g di fagiolini

100g di cavolo, tagliuzzato

1 peperoncino di medie dimensioni

2 gambi di sedano

3 cucchiai di olio d'oliva

1 cucchiaio di aceto di vino rosso

Sale q.b.

1 cucchiaino di zucchero

½ cucchiaio di basilico secco

Preparazione:

Tagliare le melanzane a bocconcini e condire con un pizzico di sale. Lasciare riposare per circa 5 minuti e risciacquare bene.

Nel frattempo, scaldare l'olio d'oliva a fuoco medio. Aggiungere le cipolle e soffriggere per 2-3 minuti. A questo punto aggiungere il sedano, il basilico, lo zucchero, sale, aceto, e pomodori. Continuare la cottura per altri 2 minuti.

Trasferire in una pentola capiente e aggiungere gli altri ingredienti. Aggiungere circa una tazza di acqua e cuocere per circa 20 minuti sopra un fuoco alto.

Informazioni nutrizionali per porzione: Kcal: 198 Proteine: 38g, Carboidrati: 27g, Grassi: 19g

11. Cremosi Involtini di Pomodori Maturi e Yogurt

Ingredienti:

230g di petto di pollo, disossato e senza pelle, tagliato a bocconcini

½ di un peperone di medie dimensioni tritato finemente

½ tazza di fagioli rossi, precotti

3 grossi pomodori maturi, tritati grossolanamente

3 cucchiai di olio extravergine d'oliva

½ cucchiaino di origano secco

1 cucchiaino di zucchero

1 cucchiaino di cumino macinato

¼ di tazza di prezzemolo fresco, tritato

½ cetriolo tagliato a fette

1 tazza di yogurt scolato, denso

4 tortillas rotonde (è possibile utilizzare pane pita)

Preparazione:

Fate scaldare l'olio in una padella di medie dimensioni, sul fuoco medio. Aggiungere il pomodoro tritato e rosolarlo in padella per circa cinque minuti, o fino a quando il liquido è evaporato quasi del tutto. Ora aggiungere l'origano, il cumino, e lo zucchero. Mescolare bene, coprire e mettere da parte.

Nel frattempo, scaldare un po' di l'olio di oliva. Aggiungere la carne di pollo tagliuzzata e soffriggere per circa dieci minuti, mescolando continuamente.

Cospargere un poco di acqua sopra ogni tortilla e riscaldarle in un forno a microonde. Se utilizzi il pane pita, basta scaldare poco.

Stendere il composto di pomodoro su ogni tortilla e aggiungete le fette di cetriolo, la carne tagliuzzata, il peperone e fagioli rossi. Mettere sopra lo yogurt e prezzemolo. Servire!

Informazioni nutrizionali per porzione: Kcal: 270, Proteine: 39g, Carboidrati: 31g, Grassi: 13g

12. Crocchette di Patate Dolci con la Marmellata di Fichi

Ingredienti:

450g di patata dolci, pelate

225g di farina e 115g di farina in più per l'impasto

56g di semola di grano

1 tuorlo d'uovo

56g di burro fuso

1 cucchiaino di sale

Ripieno:

225g di marmellata di fichi senza zucchero

115g di burro

42g di pangrattato

Altro:

Zucchero a velo

Preparazione:

Sbuccia delicatamente la patata dolce e tagliala a fette spesse circa 2,5 cm. Metterle in una pentola profonda e aggiungere l'acqua sufficiente a coprire le fette. Portare ad ebollizione e cuocere finché si sono ammorbidite. Questo dovrebbe richiedere circa cinque minuti, perché la patata dolce richiede meno tempo per la cottura.

Togliere dal fuoco e scolare. Schiacciare e creare una sorta di purea liscia. È possibile utilizzare un robot da cucina per questo se volete risparmiare tempo. Trasferire in una ciotola. Aggiungere la farina 225g, la semola di grano, il tuorlo, sale e burro. Se stai usando un robot da cucina intero processo sarà molto più facile. In caso contrario, schiacciare bene con una forchetta e fare un impasto liscio senza grumi.

Stendere la pasta di 2,5 a 5 cm di spessore. Tagliare a quadrati di 3 cm di larghezza. Mettere un cucchiaino di marmellata di fichi sulla pasta tagliata, coprire con un altro quadratino di impasto, e premere saldamente i bordi.

Mettere tortini in una pentola profonda e aggiungere l'acqua a sufficienza per coprire tutto. Cuocere per circa 15 minuti sulla fiamma media. Togliere dal fuoco e scolare. Raffreddare per un po'.

Nel frattempo, fate sciogliere il burro in una grande casseruola. Aggiungere il pangrattato e soffriggere brevemente, per 2-3 minuti.

Cospargete il pangrattato sopra i tortini e aggiungete un po' di zucchero a velo.

Servire.

Informazioni nutrizionali per porzione: Kcal: 182, Proteine: 1,5 g, Carboidrati: 27.5g, Grassi: 8.4g

13. Pollo allo Zenzero a Cottura Lenta

Ingredienti:

900g di cosce di pollo (la pelle e le ossa devono essere lasciate non tolte)

1 cucchiaio di peperoncino marinato

Basilico fresco

Il pepe nero, macinato fresco

Sale marino

450ml di acqua di cocco

1 cucchiaio di zenzero grattugiato fresco

1 cucchiaio di semi di coriandolo

8 spicchi d'aglio sbucciati e leggermente schiacciati

Preparazione:

Mettere le cosce di pollo con l'aglio nella pentola elettrica o Slow Cocker. Aggiungere il resto delle spezie cospargendoli uniformemente sopra le cosce di pollo. Versare l'acqua di cocco sulle cosce e aggiungere il basilico fresco. Chiudere con il coperchio ed impostare la temperatura al minimo. È necessario cucinare le cosce per circa 3 o 4 ore prima che siano abbastanza morbide per essere mangiare. Il liquido emanerà anche un profumo delizioso quando il pollo allo zenzero e peperoncino sarà pronto.

Informazioni nutrizionali per porzione: Kcal: 301 Proteine: 33.2g, Carboidrati: 3.2g, Grassi: 15.4g

14. Stufato di Agnello nella Maniera del Sud

Ingredienti:

1,4 kg di costolette di agnello

10 peperoncini rossi essiccati

1 ½ cucchiaino di sale

4 peperoncini tipo Japones

1 cucchiaio cumino macinato

3 tazze d'acqua

Un quarto di una grossa cipolla gialla

5 spicchi d'aglio schiacciati

Preparazione:

Prendere un coltello affilato e tagliare ogni peperoncino a metà in lunghezza. Assicurarsi che si taglia in due metà uguali, in modo che i semi e gli steli dei peperoncini possono essere rimossi facilmente. Prendete un pentolino e buttate ci dentro i peperoncini. Mettere anche tutte le spezie insieme con l'aglio e la cipolla. Poi, versare 3 tazze d'acqua nella pentola. Mettere il calore in alto e portare ad ebollizione. Una volta bollito, lasciar raffreddare per circa 10 minuti.

Prendere 2 tazze di salsa così ottenuta dalla casseruola con dell'aglio, la cipolla e peperoncino e mettere in un frullatore. Frullate il composto finché non diventa completamente liscio. Prendere le costolette d'agnello e metterle nel piatto. Versare la salsa dal frullatore sopra le costolette, impostare il fuoco alla temperatura media e cuocere per 1 ora. Mescolare la salsa e spezzare le costolette prima di servire.

Informazioni nutrizionali per porzione: Kcal: 135 Proteine: 15.62g, Carboidrati: 5g, Grassi: 8.31g

15.   Insalata di Salmone Selvaggio

Ingredienti:

2 cetrioli di medie dimensioni, tagliati a fette

Una manciata di lattuga iceberg, strapazzata

¼ di tazza di mais dolce

1 grosso pomodoro, tritato grossolanamente

225g di salmone selvatico affumicato, affettato

4 cucchiai di succo d'arancia appena spremuto

Per il condimento:

1 ¼ tazza di yogurt liquido, 2% di grassi

¼ di tazza di maionese light

1 cucchiaio di menta fresca, tritata finemente

2 spicchi d'aglio schiacciati

1 cucchiaio di semi di sesamo

Preparazione:

Unire le verdure in una grande ciotola. Condire con il succo d'arancia ed aggiungere le fette di salmone. Mettere da parte.

In un'altra ciotola, sbattere insieme lo yogurt, la maionese light, la menta, l'aglio schiacciato e semi di sesamo.

Il condimento va messo sull'insalata e mescolate tutto per incorporare. Servire freddo.

Informazioni nutrizionali per porzione: Kcal: 521, Proteine: 32.2g, Carboidrati: 63.5g, Grassi: 24.3g

16.   Pasta Italiana Fresca con Prezzemolo e Frutti di Mare

Ingredienti:

1 confezione di qualsiasi pasta che vi piace

450g di mix di frutti di mare surgelati

4 cucchiai di olio d'oliva

2 spicchi d'aglio schiacciati

1 piccola cipolla, sbucciata e tritata finemente

½ cucchiaino di origano secco

¼ di cucchiaino di sale

¼ di tazza di vino bianco

Preparazione:

Utilizzare le istruzioni riportate sulla confezione per preparare la pasta. Scollare bene e mettere da parte.

Scaldare l'olio d'oliva ad una temperatura media. Aggiungere la cipolla ed aglio e soffriggere per alcuni minuti, o fino a quando diventino traslucidi. Ora aggiungere il mix di frutti di mare, l'origano, il vino ed il sale. Ridurre il fuoco al minimo e far cuocere fino a che il mix di frutti di mare sia ammorbidito. Si dovrebbe controllare il polpo perché ci vuole più tempo per cuocere. Spegnere il fuoco, aggiungere la pasta e coprire. Lasciare riposare per 10 minuti prima di servire.

Valori nutrizionali: Kcal: 315 Proteine: 20g, Carboidrati: 42g, Grassi: 8g

17.   Pita Pane con Stufato di Verdure

Ingredienti:

200g di carne macinata magra

½ peperone verde piccolo, tritato finemente

½ piccolo peperone rosso, tritato finemente

1 grosso pomodoro, pelato e tagliuzzato

1 piccola cipolla, tritata finemente

½ tazza di formaggio Gouda grattugiato

4 cucchiai di olio extra vergine d'oliva

1 cucchiaino di peperoncino di Caienna, macinato

1 cucchiaino di peperoncino, macinato

½ cucchiaino di sale

1 Pita pane

Preparazione:

Preriscaldare il forno a 180 gradi.

Scaldare due cucchiai di olio d'oliva sul fuoco medio. Soffriggere la cipolla per circa 2 minuti e aggiungere il peperoncino verde e rosso tritato. Continuare la cottura per un altro minuto e aggiungere la carne. Cuocere per dieci minuti e togliere dal fuoco.

Stendere l'impasto di carne sul pane pita, aggiungere il pomodoro tritato, il formaggio Gouda grattugiato, peperoncino di Caienna, altro peperoncino e sale. Spruzzare con due cucchiai di olio d'oliva e cuocere per circa 5 minuti.

Servire caldo.

Informazioni nutrizionali per porzione: Kcal: 369, Proteine: 30g, Carboidrati: 58g, Grassi: 24g

18.   Cannelloni con il Manzo Macinato

Ingredienti:

1 confezione di cannelloni (250g)

2 cipolle rosse medie, tritate finemente

1 chilo di carne magra macinata

½ cucchiaino di sale

¼ cucchiaino di pepe nero macinato al momento

3 cucchiai di olio vegetale

Preparazione:

Scaldare l'olio vegetale ad una temperatura media. Mescolare e soffriggere la cipolla per 3 minuti e aggiungere la carne macinata. Girare bene e continuare la cottura per altri dieci minuti. Utilizzare l'impasto per riempire i cannelloni.

Mettere in forno per 20 minuti, o fino alla doratura.

Informazioni nutrizionali per porzione: Kcal: 417, Proteine: 47g, Carboidrati: 43.5g, Grassi: 24g

19.　Stufato Primaverile di Carne Magra

Ingredienti:

450g di pomodori arrostiti sulla griglia

4 cosce di pollo, disossate e senza pelle

1 cucchiaio di basilico secco

225ml di brodo di pollo

Sale pepe

115g di concentrato di pomodoro

3 gambi di sedano tritati

3 carote tritate

2 peperoncini, tritati finemente

2 cucchiai di olio d'oliva

1 cipolla tritata finemente

2 spicchi d'aglio schiacciati

½ confezione di funghi champignon

Panna acida

Preparazione:

Riscaldare l'olio d'oliva ad una temperatura medio-alta. Aggiungere sedano, le cipolle e le carote e saltare in padella per 5 o 10 minuti. Trasferire in una ciotola profonda ed aggiungere il concentrato di pomodoro, il basilico, l'aglio, funghi e condimento. Continuate a mescolare le verdure fino a quando non sono completamente coperte dalla salsa di pomodoro. Nello stesso momento, tagliare il pollo a cubetti a bocconcini, così sarà più facile da mangiare.

Mettere il pollo in una pentola profonda, versare il brodo di pollo su di esso e gettare i pomodori dentro. Mescolare il pollo per assicurarsi che gli ingredienti e le verdure sono mescolate per bene. Girare il fuoco al minimo e far cuocere per circa un'ora. Le verdure e pollo devono essere cotti bene prima di spegnere il fuoco. Finire mettendo sopra la panna acida e servire!

Informazioni nutrizionali per porzione: Kcal: 291, Proteine: 27g, Carboidrati: 37g, Grassi: 3g

20.   Manzo in Umido con le Olive

Ingredienti:

900g di carne macinata

1 cipolla, pelata e tritata

2 peperoncini, tolti i semini e tritati finemente

3 spicchi d'aglio schiacciati

2 cucchiaini di cumino macinato

2 cucchiai di aceto di mele

800g di pomodori arrostiti sulla griglia

Sale q.b.

½ cucchiaino di cannella macinata

Olio per friggere

Per servire e decorare:

¼ di tazza di olive verdi

1 cucchiaio di uvetta

1 cucchiaio di mandorle tostate

Preparazione:

Riscaldare circa tre cucchiai d'olio sul fuoco medio-alto. Aggiungere l'aglio, la cipolla e peperoncino. Saltare in padella per circa cinque minuti e aggiungere il cumino e la cannella. Mescolare bene e cuocere per un altro minuto ancora.

Condire la carne con un poco di sale e mettere in una padella antiaderente. Saltare in padella per qualche minuto e poi aggiungere altri ingredienti. Portare ad ebollizione e ridurre il calore. Cuocere a fuoco lento per circa 10 minuti.

Servire con le olive verdi, le mandorle tostate e uva passa gettate sopra.

Informazioni nutrizionali per porzione: Kcal: 521 Proteine: 38g, Carboidrati: 29.5g, Grassi: 15g

21.   Insalata alle Arance Rosse

Ingredienti:

Foglie di lattuga fresca, lavate

1 piccolo cetriolo affettato

½ peperone rosso, affettato

1 tazza di misto di frutti di mare surgelati

1 cipolla, sbucciata e tritata finemente

3 spicchi d'aglio schiacciati

¼ di tazza di succo d'arancia fresco

5 cucchiai di olio extravergine d'oliva

Sale q.b.

Preparazione:

Riscaldare 3 cucchiai di olio extra vergine di oliva sopra il fuoco medio-alto. Aggiungere la cipolla tritata e dell'aglio schiacciato. Soffriggere per circa 5 minuti. Ridurre il fuoco al minimo e aggiungere 1 tazza di misto di frutti di mare surgelati. Coprire e cuocere per circa 15 minuti, fino al momento che diventano morbidi i frutti di mare. Togliere dal fuoco e lasciar raffreddare per un po'.

Nel frattempo, unire le verdure in una ciotola. Aggiungere il restante 2 cucchiai di olio d'oliva, il succo d'arance spremuto fresco e poco sale. Mescolare bene per unire.

Cospargere con il misto di frutti di mare e servire subito.

Informazioni nutrizionali per porzione: Kcal: 286, Proteine: 34.5g, Carboidrati: 28g, Grassi: 26g

22.   Involtini di Carne di Manzo

Ingredienti:

1 tazza di riso

450g di carne macinata

¼ di tazza di pomodori tagliati finemente

¼ di tazza di peperone rosso tritato

1 cucchiaio di concentrato di pomodoro

1 cucchiaio di peperoncino macinato

1 peperoncino, finemente tagliato a dadini

½ cucchiaino di sale

¼ cucchiaino di pepe

1 cucchiaio di succo di lime fresco

1 mazzetto di cavolo

1 tazza di panna per servire

1 cucchiaio di burro

Preparazione:

Brevemente bollire il cavolo (2 minuti saranno sufficienti). Togliere dal fuoco e scollare. Mettere da parte.

Nel frattempo, in una grande ciotola unire gli altri ingredienti e mescolare bene. Utilizzare un cucchiaio di questa miscela per ogni rotolo di carne. Sciogliere il burro in una pentola profonda e posizionare involtini. Aggiungere circa ¼ di tazza di acqua, coprire la pentola e fate cuocere per circa 30 minuti in più sul fuoco medio.

Servite con la panna, il formaggio o lo yogurt.

Informazioni nutrizionali per porzione: Kcal: 151 Proteine: 49g, Carboidrati: 19.1g, Grassi: 9g

23.   Insalata di Fagioli e Coriandolo

Ingredienti:

1 tazza di fagioli cotti

½ tazza di mais dolce

3 cipollotti verdi tritati

¼ di un piccolo peperoncino tritato finemente

¼ cucchiaino di coriandolo

½ cucchiaino di aceto di vino rosso

1 cucchiaino di succo di limone fresco

3 cucchiai di olio extravergine d'oliva

Un pizzico di sale

Preparazione:

In una piccola ciotola, unire l'olio d'oliva con l'aceto di vino rosso, il succo di limone fresco, coriandolo e un pizzico di sale. Mescolare bene e usare per condire gli altri ingredienti.

Servire!

Informazioni nutrizionali per porzione: Kcal: 151 Proteine: 49g, Carboidrati: 19.1g, Grassi: 9g

24.   Insalata Chili con i Peperoni

Ingredienti:

1 tazza di fagioli bianchi

1 peperone rosso, tritato

1 cucchiaino di peperoncino macinato

1 cucchiaino di prezzemolo, tritato finemente

1 cucchiaio di olio d'oliva

1 cucchiaino di succo di limone

½ cucchiaino di sale marino

Preparazione:

Lavare e sbucciare il peperone. Tagliare poi a pezzetti di dimensioni di un morso. Mescolare con dei fagioli in una grande ciotola e spruzzare con dell'olio d'oliva, il succo di limone e sale. Servire freddo.

Informazioni nutrizionali per porzione: Kcal: 95 Proteine: 5.9g, Carboidrati: 11.8g, Grassi: 5g

25. Insalata di Verdure a foglia Verde e Petto di Pollo

Ingredienti:

1 pezzo di petto di pollo, di spessore 0,5 pollici, disossato e senza pelle

1 tazza di lattuga tritata finemente

Diverse foglie di spinaci

½ tazza di fagioli, cotti

1 cucchiaio di succo di lime fresco

1 cucchiaino di peperoncino macinato

1 cucchiaio di olio vegetale

Un pizzico di sale

Preparazione:

Scaldare una padella antiaderente per il grill sul fuoco medio-alto. Lavare ed asciugare la carne con una carta da cucina. Grigliare la carne per circa 4-5 minuti a lato. È possibile utilizzare poco d'acqua se necessario. Alcuni cucchiai alla volta saranno sufficienti per rendere il processo più semplice. Togliere dal fuoco e tagliare a pezzettini.

Unire la carne con gli altri ingredienti, condirli con dell'olio vegetale, il succo di lime fresco, e un pizzico di sale. Servire.

Informazioni nutrizionali per porzione: Kcal: 189 Proteine: 31g, Carboidrati: 24g, Grassi: 12g

26. Zuppa di Fagioli del Nord

Ingredienti:

450g di fagioli secchi del nord

¾ tazza di cipolle, sbucciate e tritate finemente

½ cucchiaio di olio vegetale

½ cucchiaio di cumino, macinato

½ cucchiaio di origano, secco

Sale e pepe a piacere

4 tazze di brodo di pollo

1 spicchio d'aglio, schiacciato

450g di petto di pollo, disossato e senza pelle

115g peperoncini verdi in lattina, tritati

Preparazione:

Mettere i fagioli in una pentola profonda. Aggiungere dell'acqua sufficiente a coprirli e portare ad ebollizione. Cuocere per alcuni minuti e togliere dal fuoco. Coprire e lasciare riposare per diverse ore finché si ammorbidiscono. Scolare e sciacquare bene.

Fate scaldare l'olio in una padella antiaderente. Aggiungere la cipolla e soffriggere per circa un minuto. Ora aggiungere i fagioli, l'aglio schiacciato ed il brodo di pollo. Ridurre il calore e far cuocere per circa due ore.

Preriscaldare il forno a 180 gradi. Mettere gli ingredienti in una teglia e ricoprire bene. Coprire e cuocere per circa un'ora. Servire caldo.

Informazioni nutrizionali per porzione: Kcal: 111 Proteine: 8.1g, Carboidrati: 25.4g, Grassi: 8g

27.   Zuppa di Lenticchie con le Carote e Coriandolo

Ingredienti:

285g di lenticchie

1,5 cucchiai di burro

1 carota di medie dimensioni, pelata e affettata

1 piccola patata, pelata e tritata

1 foglia di alloro

¼ di tazza di prezzemolo, tritato finemente

½ cucchiaio di coriandolo fresco

Sale q.b.

Preparazione:

Sciogliere il burro in una padella di medie dimensioni. Aggiungere la carota affettata, le patate e prezzemolo tritati. Mescolare bene e soffriggere per circa cinque minuti.

Ora aggiungere le lenticchie, 1 foglia di alloro, il sale e coriandolo. Aggiungere circa 4 tazze d'acqua e portare ad ebollizione. Ridurre il fuoco, coprire e cuocere fino a quando le lenticchie siano morbide.

Cospargere con il prezzemolo prima di servire.

Informazioni nutrizionali per porzione: Kcal: 313 Proteine: 36g, Carboidrati: 42.1g, Grassi: 28g

28.   Risotto Primavera con le Verdure

Ingredienti:

1 tazza di riso

½ tazza di fagioli verdi, cotti

2 peperoni rossi medi, tritati finemente

1 zucchina di medie dimensioni, tagliata a fette

1 pezzo di petto di pollo, disossato e senza pelle

3 cucchiai di olio extra vergine di oliva

½ cucchiaino di sale

Preparazione:

Mettere il riso in una pentola profonda. Aggiungere 2 tazze d'acqua e portare ad ebollizione. Ridurre il calore e far cuocere fin quando l'acqua non evapora. Mescolare di tanto in tanto.

Amalgamare con dell'olio d'oliva, il sale, le zucchine, i fagiolini e peperoni. Aggiungere una tazza d'acqua e continuare la cottura per altri 10 minuti.

Nel frattempo, scaldare una padella antiaderente. Mettere il petto di pollo e chiudere con il coperchio.

Cuocere per 15 minuti, o fino a quando la carne non si ammorbidisce. Servite con il riso.

Informazioni nutrizionali per porzione: Kcal: 220 Proteine: 8g, Carboidrati: 45g, Grassi: 3g

29. Zuppa di Zucca

Ingredienti:

600g di zucca dolce, tagliuzzata

2 cipolle medie, sbucciate e tritate finemente

1 spicchio d'aglio

1 peperone rosso, tritato finemente

1 cucchiaio di salsa di pomodoro fresco

½ cucchiaio di peperoncino macinato

2 foglie di alloro

2 tazze di vino rosso

1 tazza d'acqua

1 cucchiaino di timo, secco

Sale e pepe a piacere

Olio per friggere

Preparazione:

Fate scaldare l'olio in una padella antiaderente e aggiungere le cipolle tritate. Saltare le cipolle in padella per due minuti e aggiungere il peperone rosso tritato, la salsa di pomodoro e peperoncino in polvere. Continuare a friggere fino a quando il pepe si è ammorbidito. Aggiungere gli altri ingredienti e portare ad ebollizione. Ridurre il fuoco al minimo e fate cuocere per circa un'ora.

Togliere dal fuoco e servire.

Informazioni nutrizionali per porzione: Kcal: 130 Proteine: 24g, Carboidrati: 29g, Grassi: 11g

30.   Riso di Mandorle e Fagioli

Ingredienti:

3 cucchiai di olio d'oliva

2 cucchiai di olio vegetale

1 piccola cipolla, pelata e tritata

3 spicchi d'aglio schiacciati

800g di fagioli, precotti

1 cucchiaino di maggiorana secca

1 piccolo peperoncino tritato finemente

3 cucchiai di salsa Worcestershire

50g di mandorle tostate, tritate

Una manciata di semi di zucca per decorare

1 tazza di riso cotto, per servire

Preparazione:

Unire l'olio con dell'olio vegetale e riscaldare ad una temperatura medio-alta. Aggiungere la cipolla tritata e dei spicchi d'aglio. Saltare in padella per 2-3 minuti e poi aggiungere altri ingredienti. Versare circa ¼ di tazza d'acqua e cuocere per circa 10 minuti, o fino a quando tutta l'acqua è evaporata.

Togliere dal fuoco e raffreddare per un po'. Servite con il riso e cospargete con dei semi di zucca.

Informazioni nutrizionali per porzione: Kcal: 113 Proteine: 17g, Carboidrati: 35g, Grassi: 16g

31.   Stufato Vegetariano di Piselli

Ingredienti:

600g di piselli, precotti

1 pomodoro di medie dimensioni, tagliato grossolanamente

1 cipolla di medie dimensioni, pelata e affettata

2 grandi carote sbucciate e affettate

2 patate piccole, pelate e tritate

1 gambo di sedano

Una manciata di prezzemolo, tritato finemente

2 spicchi d'aglio schiacciati

2 foglie di alloro

4 cucchiai di salsa di pomodoro fresco

Olio d'oliva

Preparazione:

Preriscaldare poco di olio d'oliva sul fuoco medio-alto. Aggiungere la cipolla tritata ed aglio. Saltare in padella per qualche minuto e aggiungere una carota affettata, il concentrato di pomodoro fresco e sedano tritati finemente. Fate cuocere per una decina di minuti, mescolando continuamente. Ridurre il fuoco al minimo e aggiungere altri ingredienti. Versare dentro circa 4 tazze di acqua e coprire. Cuocere per circa 45 minuti.

Servire caldo.

Informazioni nutrizionali per porzione: Kcal: 186 Proteine: 22g, Carboidrati: 38g, Grassi: 23g

32. Piccanti Cosce di Pollo Arrosto

Ingredienti:

450g di cosce di pollo

1 tazza di olio vegetale

1 cucchiaino di peperoncino di Caienna

1 cucchiaino di sale

1 cucchiaio di rosmarino secco, macinato

1 cucchiaio di grani di pepe

1 cucchiaino di zucchero di canna

Preparazione:

Unire le spezie con dell'olio vegetale. Lavare e tamponare le cosce di pollo coprirle con questa marinata. Mettete nel frigo per circa un'ora.

Preriscaldare il forno a 150 gradi.

Utilizzare la marinata per ungere la teglia da forno. Mettere le cosce di pollo, la pelle rivolta verso l'alto e coprire con un foglio di carta forno.

Arrostire nel forno per circa un'ora e rimuovere la carta. Riportare nel forno e cuocere per altri 15 minuti.

Informazioni nutrizionali per porzione: Kcal: 350 Proteine: 51g, Carboidrati: 0g, Grassi: 15g

33. Insalata alle Arance e Rucola con il Tacchino Affumicato

Ingredienti:

100g di rucola, strapazzata

100g di valeriana strapazzata

100g di lattuga, strapazzata

225g di petto di tacchino affumicato, tagliato a bocconcini

2 grandi arance sbucciate e affettate

Per il condimento:

¼ di tazza di yogurt greco

3 cucchiai di succo di limone

1 cucchiaino di aceto di mele

¼ di tazza di olio d'oliva

Preparazione:

Unire le verdure in una grande ciotola. Aggiungere il petto di tacchino e mescolare bene. Ora aggiungere le arance a fette e mettere da parte.

Porre lo yogurt greco in una piccola ciotola. Aggiungere il succo di limone, il sidro di mele e olio d'oliva. Mescolare insieme finché non sia tutto ben amalgamato.

Spargere sopra l'insalata e servire.

Informazioni nutrizionali per porzione: Kcal: 271, Proteine: 25.3g, Carboidrati: 21.8g, Grassi: 7,5 g

34.   Smoothie di Avocado Disintossicante

Ingredienti:

½ avocado, sbucciato e tritato grossolanamente

1 banana, pelata e tritata

Una manciata di spinaci, strapazzati

1 cucchiaio di miele

1 cucchiaino di curcuma, macinato

1 cucchiaio di semi di lino, macinato

1 cucchiaio di bacche di goji

Preparazione:

Mettere gli ingredienti in un frullatore e mescolare bene per 20 secondi.

Servire freddo.

Informazioni nutrizionali per porzione: Kcal: 298, Proteine: 4.2g, Carboidrati: 35.6g, Grassi: 0,9 g

35. Insalata di Melone con le Nocciole

Ingredienti:

60g di nocciole tostate, tritate

450g di melone, tagliato a bocconcini

100g di rucola fresca, strapazzata

140g di lamponi freschi

Condimento:

100g di lamponi freschi

3 cucchiai di succo di lime fresco

1 cucchiaio di zucchero vanigliato

3 cucchiai di olio di nocciola

Preparazione:

Unire il melone, la rucola, dei lamponi e le nocciole in una grande ciotola.

Mettere tutti gli ingredienti per il condimento in un robot da cucina. Mischiare per bene per amalgamare e spruzzare sopra l'insalata.

Servire freddo.

Informazioni nutrizionali per porzione: Kcal: 87, Proteine: 0,8 g, Carboidrati 15.3g, Grassi: 0,4 g

36.   Petto di Tacchino Marinato

Ingredienti:

450g di petto di tacchino, senza pelle e disossato

1 cucchiaio di olio d'oliva

4 spicchi d'aglio

2 cucchiai di aceto di mele

5 cucchiai di prezzemolo fresco tritato

1 cucchiaino di origano

½ cucchiaino di sale

Preparazione:

Lavare e asciugare la carne. Mettere da parte.

Unire tutti gli ingredienti in una ciotola capiente. Mettere la carne per ultima e marinare per circa un'ora.

Scaldate una padella e grigliate la carne per circa dieci minuti su ogni lato. Una buona idea è quella di aggiungere un po' della marinata mentre grigliate - un cucchiaio sarà sufficiente.

Servite subito.

Informazioni nutrizionali per porzione: Kcal: 131, Proteine: 21.4g, Carboidrati 3.7g, Grassi: 3.5g

37. Fagioli Cotti nel Forno

Ingredienti:

680g di fagioli, precotti

1 grossa cipolla, sbucciata e tritata finemente

2 cipollotti, tritati finemente

3 spicchi d'aglio schiacciati

2 carote, pelate e affettate

2 cucchiai di peperoncino macinato

1 cucchiaio di curcuma macinata

Preparazione:

Preriscaldare il forno a 180 gradi.

Unire tutti gli ingredienti in una casseruola. Aggiungere circa tre tazze d'acqua e mescolare bene. Cuocere nel forno per circa 30 minuti.

Informazioni nutrizionali per porzione: Kcal: 180 Proteine: 24g, Carboidrati: 32g, Grassi: 21g

38. Quinoa con il Mais Dolce e Succo di lime

Ingredienti:

2 cucchiai di olio d'oliva

2 spicchi d'aglio schiacciati

1 peperoncino jalapeño tritato finemente

1 tazza di quinoa

1 tazza di fagioli verdi, precotti

1 pomodoro di medie dimensioni, finemente tritato

1 tazza di mais dolce

1 cucchiaino di peperoncino di Caienna

1 avocado, sbucciato e senza nocciolo

1 lime spremuto fresco

Una manciata di coriandolo fresco

Sale e pepe a piacere

Preparazione:

Scaldare l'olio d'oliva ad una temperatura media. Aggiungere il peperoncino Jalapeno ed aglio tritati. Soffriggere per circa un minuto.

Ora aggiungere la quinoa, i fagiolini, il pomodoro tritato, mais e peperoncino di Caienna in polvere. Ridurre il fuoco e coprire. Cuocere per circa 20 minuti.

Nel frattempo, pulire l'avocado e tagliarlo a bocconcini. Mescolate con il succo di lime e con del coriandolo fresco. Aggiungere alla miscela e servire.

Informazioni nutrizionali per porzione: Kcal: 374 Proteine: 31g, Carboidrati: 64g, Grassi: 28g

39.   Insalata di Primavera con Agrumi

Ingredienti:

1 piccola cipolla, sbucciata e tritata finemente

2 pomodori 2, tritati

1 tazza di coriandolo fresco tritato finemente

2 tazze di tonno, scolato

1 lime di medie dimensioni, spremuto

¼ di cucchiaino di sale marino

1/8 cucchiaio di pepe nero macinato al momento

Preparazione:

Unire i pomodori, le cipolle, e coriandolo in una grande ciotola. Mescolare con il succo di lime e amalgamare bene.

Sminuzzare il tonno e condite con il sale e pepe. Mettere in una ciotola.

Delicatamente mescolare per distribuire uniformemente gli ingredienti e servire.

Informazioni nutrizionali per porzione: Kcal: 165, Proteine: 2.1g, Carboidrati 17,5 g, Grassi: 11.2g

40. Pane di Segale Semplice

Ingredienti:

1 tazza di farina di grano integrale

1 tazza di farina di segale

½ tazza di farina 00

2 cucchiaini di lievito secco

1 ½ tazza di acqua calda

2 cucchiai di olio extra vergine di oliva

1 cucchiaio di miele

1 cucchiaino di sale

¼ di tazza di semi di lino

Preparazione:

Unire tutti gli ingredienti secchi in una ciotola grande. A poco a poco aggiungere dell'acqua calda, mescolando continuamente anche con un mixer elettrico. A questo punto aggiungere il miele e continuare a mescolare fino ad ottenere un impasto liscio.

Dai la forma al pane e copri con un panno da cucina. Lasciar riposare per circa un'ora, sulla temperatura dell'ambiente.

Preriscaldare il forno a 180 gradi.

Trasferire il pane sulla teglia da forno e cuocere per 45 minuti.

Lasciate raffreddare prima di servire.

Informazioni nutrizionali per porzione: Kcal: 83, Proteine: 3.2g, Carboidrati 15.4g, Grassi: 1,2 g

ALTRI LIBRI DI QUESTO AUTORE

70 Ricette Efficaci nel Prevenire e Risolvere Il Sovrappeso: Bruciare il Grasso Velocemente Utilizzando la Dieta Corretta e La Nutrizione Intelligente

Di

Joe Correa CSN

48 Soluzioni Per Le Acne a Tavola: Il percorso veloce e naturale per ridurre vostri problemi di acne in meno di 10 giorni!

Di

Joe Correa CSN

41 Ricette per Prevenire L'Alzheimer: Ridurre o Eliminare l'Alzheimer in 30 Giorni o Meno!

Di

Joe Correa CSN

70 Ricette Efficaci per il Tumore al Seno: Prevenire e Combattere il Cancro al Seno con la Nutrizione Intelligente e gli Alimenti Super-Potenti

Di

Joe Correa CSN

www.ingramcontent.com/pod-product-compliance
Lightning Source LLC
Chambersburg PA
CBHW051036030426
42336CB00015B/2909